AF313479

VERTVS

ET

USAGE

DE L'AZOTH.

Par le Sieur RAPHAEL.

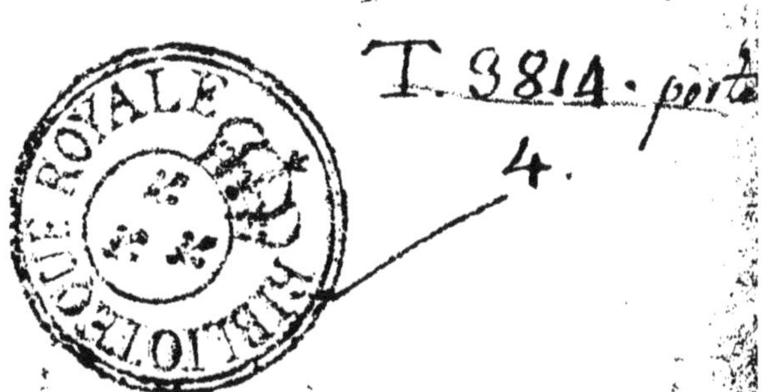

M. DCCIV.

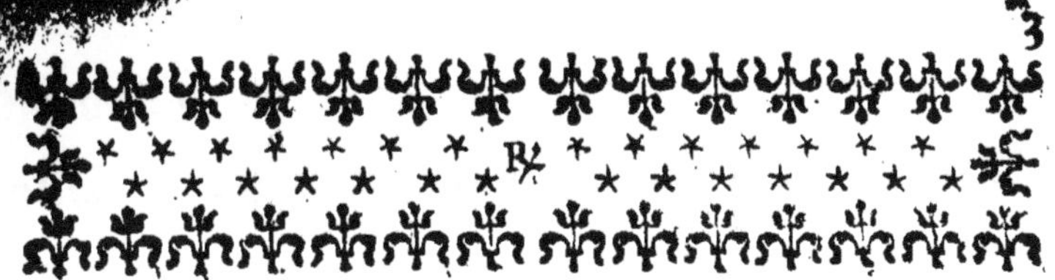

A
MESSIEURS
LES MEDECINS.

M _ESSIEURS_,

Quoy qu'il n'y ait point d'Art où Pline.
l'imposture soit d'une plus d'angereuse
consequence que dans l'Art de gue-
rir, l'interêt & la mauvaise foy
ne laissent pourtant pas de prôner tous
les jours de prétendus remedes, &
d'en publier des merveilles qui ne
sont que dans l'imagination. Vous
duriés lieu, MESSIEURS, de
soupçonner la même chose de l'A-
zoth, si les differens mélanges & les

experiences aisées que l'on raporte icy ne vous assuroient assez, que de tous les Alcalis, il n'y en a point de plus doux ni de plus efficace, Aussi, MESSIEURS, on ne doute pas que vous ne l'approuviés, & qu'en le mettant sous vôtre protection, vous ne rendiés un bon office au public. Je suis

MESSIEURS,

Vôtre trés humble &
trés-obéïssant serviteur
RAPHAEL.

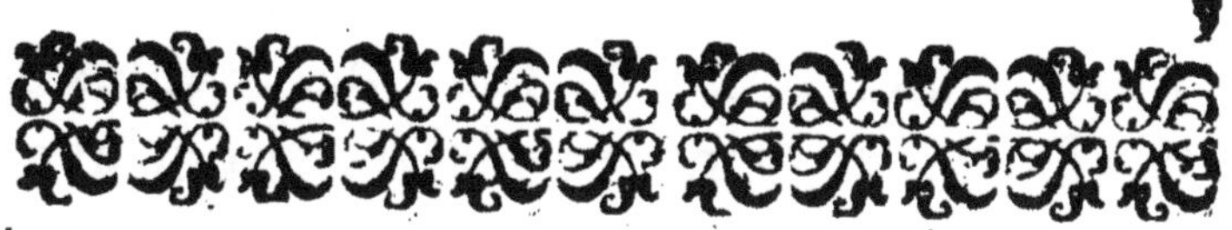

VERTUS ET USAGE

DE

L'AZOTH.

DE tout tems les hommes se sont trouvés sujets aux maladies, aussi ont-ils toûjours récherché ce qui pouvoit les prévenir ou les en délivrer. Il est même à présumer que dans les premiers Siecles, ceux qui vivoient tant d'années, avoient de grands remedes, & en faisoient usage.

Ils n'en aprenoient pas indifferemment à tous les préparations ; & pour les laisser à la Postérité, ils les graverent en caracteres Symboliques, sur ces hautes Colomnes qu'ils éleverent avant le Déluge.

Aprés le Déluge les Caldeéns , les Pheniciens & les Egiptiens tirérent de ces Colomnes tous les extraits qu'ils purent, & se les communiquerent de Siécle en Siécle sous des Emblémes & des Figures Hiéroglyphiques.

Les Grecs à leur tour cacherent leurs

plus beaux remedes fous des Fables &
des Enigmes, & ne les déclarerent qu'avec
des expreſſions Paraboliques.

La pareſſe des Siécles fuivants, & la
difficulté qu'il y avoit à débroüiller les
Emblémes & les Enigmes qui cachoient
ces fortes de préparations, les firent tel-
lement négliger qu'elles reſterent long-
tems envelopées dans les tenébres.

Dans les derniers Siécles Bazyle
Valentin, Paracelfe, Van Helmont &
pluſieurs autres les ont renouvelées avec
moins de myſtere, mais toûjours avec
beaucoup d'obfcurité.

De nos jours quantité d'habilles gens
ont entrepris de les rendre plus claires :
Mais quelque fuccés qu'ils ayent eû,
ils n'ont pas déclaré ce qu'ils avoient
de plus rare, ou s'ils l'ont fait, ils ne
l'ont pas precifement déſigné, ce qui
eſt la même chofe à l'égard du vulgai-
re que s'ils n'en avoient rien dit du tout.
Puifque de ſi grands hommes tant anciens que modernes n'ont pas jugé à
propos de fe rendre fenfibles à tout le
monde, on fe contentera comme eux
de parler aux gens de l'Art & de ne
leur dire au fujet de l'Azoth qu'à peu
prés ce qu'il faut pour luy attirer leur

eſtime, & par là le mettre à couvert
des traits de l'envie.

Preparation de l'Azoth.

L'Azoth ſe tire du Lion Rouge & Explication des anciens.
du Lion Vert accolés par Vulcain
& pénétrés l'un & l'autre des Fleches
d'Appollon lors qu'avec Cerés ils ſont
dans le bain. Où pour m'expliquer en Explication des modernes.
d'autres termes, l'Azoth ſe prépare avec
un Sel Balſamique qu'on unit à un Soû-
phre Anodin à la faveur d'un Menſtrüe
qui participe de l'un & de l'autre.

Vertus de l'Azoth.

L'Azoth eſt un Alcali volatile trés- Experiences.
adouci, il teint en un beau vert le
Syrop Violat, & donne une couleur
verdâtre à la teinture de Roſes, il jau-
nit le Sublimé corroſif, & en fait préci-
piter la diſſolution, il noircit le Sublimé d'arſenic, il fermente avec les acides
imperceptibles, tels que ſont ceux qui
ſe trouvent dans le miel, dans la diſſolution de la Caſſonade, & dans nôtre ſang.
Ces experiences font aſſés connoître
aux perſonnes éclairées l'aplication qu'el-

les doivent faire de l'Azoth, & les diffe-
rents usages qu'elles en peuvent tirer.

Puisque c'est un Alcali Volatile &
dulcifié, ce n'est pas merveille s'il pro-
duit de si grands effets dans les maladies
que causent les Acides : Car en fermen-
tant avec ces Acides insensibles, il les
attenüe, & empéche par ce moyen que
nos liqueurs ne s'épaississent ; aprés
même qu'elles se sont épaissies, il leur
redonne leur fluidité naturelle, & les
rend coulantes comme auparavant. Il
anime le levain de l'estomach, il ayde à
la digestion, & contribüe à la bonté du
chyle. Il procure imperceptiblement toutes les philtrations necessaires à la na-
ture : De sorte qu'il purifie le sang sans
aucune agitation sensible ; & l'entretient
dans un mouvement doux & tranquille ;
il emporte les obstructions récentes, &
empéche qu'il ne s'en forme de nouvelles.
Il résiste à la malignité, & préserve le
corps de toute corruption, il chasse la
chaleur étrangére, & ramene la naturelle;
Enfin ce précieux remede conserve la
santé, & retarde la vieillesse en prévenant
les maladies que cause la fermentation
déreglée de nos Liqueurs ou en les
guerissant presque toutes en peu de
tems,

tems, & d'une maniére agréable.

Tout ce qu'il a de facheux, c'est qu'il abrege le compte des Apotiquaires, & qu'il diminüe les saignées des Chirurgiens aussi bien que les Ordonnances des Medecins. Cela ne doit pourtant pas alarmer ; Car quelque efficace qu'il soit, il n'exclud pas tous les autres remedes, aucontraire avant que de le metre en usage il est bon quelque-fois de saigner, & souvent de purger par haut ou par bas suivant l'indication.

Dose de l'Azoth.

ON en donne aux enfans qui n'ont pas plus de deux ans de trois à dix gouttes dans un peu d'eau ou de laict, il les retire des bras de la mort comme par enchantement.

Depuis deux ans jusqu'à dix on leur en fait prendre de six à quinze gouttes dans deux cuillerées d'eau.

Au dessus de dix ans on augmente la dose à proportion de l'âge.

Aux grandes personnes la dose est de vingt à trente, ou quarante gouttes, d'un quart de cuillerée, d'une demie cuillerée & davantage si on le juge à pro-

pos : Car quand même on en prendre
plus que la maladie n'en demande , il au-
ra toûjours un succés hureux sans jamais
incommoder.

Véhicule de l'Azoth.

Omme on ne doit jamais prendre
l'Azot sans Véhicule, on le prend
ordinairement dans deux ou trois doigts
de bon vin clairet , dans un peu de boüil-
lon , dans une cuillerée de laiĉt , dans de
l'eau de pluie , de fontaine , ou de riviere ,
ou dans quelque autre eau apropriée :
Mais l'eau de pluie distillée est le Vehi-
cule le plus convenable. On y ajoûte
quelque-fois de la Confection d'Hiacyn-
the ou quelque Syrop ; Mais il faut auparavant mêler l'Azoth avec l'eau : car si
on ne l'y metoit que le dernier , il s'y
fairoit une espece de précipitation pré-
cedée d'une légere fermentation.

Vsage de l'Azoth.

ON en peut donner deux , trois &
quatre fois le jour selon la necef-
sité sans rien apréhender , on peut même
en prendre à toute heure sans être obligé

d'obſerver aucune précaution , ſa vertu
ſe fait pourtant bien mieux ſentir lors
qu'on le prend à jeun , & loin des repas.

Les vapeurs que les femmes apellent Va-
mal de mere , ſuffocation de matrice , & peurs.
qui ne ſont autre choſe que des convul-
ſions , ou des mouvemens convulſifs qui
attaquent l'un & l'autre ſexe , ſe traitent
en cette maniére.

Dans le fort du mal il faut donner de
l'Azoth le quart d'une cuillerée dans
trois cuillerées d'eau de pluie ou de bon
vin, en frotter le nés & les tempes, &
réïterer la même doſe s'il eſt neceſſaire.

Pour prévenir le paroxiſme on ſe pur-
gera, & on en prendra chaque jour a jeun
environ trois ſemaines, de vingt à trente
goûtes , ou le quart d'une cuillerée dans
trois cuillerées d'eau de pluie diſtillée, &
ſur tout on évitera l'uſage immoderé du
Tabac. On en uſera de même dans le Verti-
vertige ou tournoiement de tête. ge.

Il fait des merveilles contre le mal Mal
Caduc à moins que ce mal ne ſoit here- caduc.
ditaire , ou qu'il n'ait dérangé les fibres
& les traces du cerveau, auquel cas il
n'y a point de remede.

Dans la Paroxiſme on en donne une
demi cuillerée dans deux cuillerées d'eau,

on en frotte les vertébres de l'épine,
l'orifice superieur de l'eſtomach, les narrines & les tempes ſans aucun mêlange.

Pour le prévenir il faut faire vomir,
ſi cela ſe peut, & prendre le quart d'une
cuillerée d'Azoth dans trois cuillerées
d'eau de pluie diſtillée, le matin à jeun
chaque jour, ou de deux jours l'un juſ-
ques à ce qu'on ſoit aſſeuré de la gueriſon.

Apo-
plexie.
Si l'apoplexie eſt ſanguine aprés la
ſeignée du piéd & de la jugulaire, on donnera une demie cuillerée d'Azoth dans
trois cuillerées d'eau.

Si l'apoplexie eſt ſéreuſe ſans s'amu-
ſer à la ſaignée, qu'on donne inceſſament
une demie cuillerée d'Azoth dans deux
cuillerées de bon vin, & qu'on réïtere la
même doſe ſi le malade ne révient pas
incontinent.

Pleu-
réſie
perip-
neumo-
nie.
Si les vaiſſeaux ſont trop plains, il
eſt bon de commencer par la ſaignée, &
d'en donner immediatement aprés une
demie cuillerée dans deux cuillerées
d'eau, d'en frotter le côté affecté, de tenir chaudement le malade, & de ne le
jamais faire boire que chaud.

Aſth-
me.
Dans l'aſthme humide aprés avoir fait
vomir on en donnera durant quelque
tems le matin à jeun, & le ſoir quatre

heures aprés fouper le quart d'une cuillerée dans trois cuillerées d'eau de pluie
diftillée.

Dans l'afthme fec, convulfif & ré-
cent il en faut prendre dans le Paroxifme une demie cuillerée fur trois bonnes
cuillerées d'eau de pluie diftillée, & un
peu de Syrop de Capillaires, & aprés le
Paroxifme en continüer foir & matin la
même dofe que dans l'afthme humide.

Dans la Toux humide il faut incon-   *Toux.*
tinent aprés avoir craché, prendre de l'A-
zoth autant que dans l'Afthme humide,
& continüer la même dofe foir & matin durant quelques jours.

Si vous êtes alteré, rien n'étanchera   *Soif.*
mieux vôtre foif qu'une démie cuillerée
d'Azoth dans un verre d'eau fraiche.

Prenés une demie cuillerée d'Azoth   *Cha-*
dans un verre d'eau de pluye diftillée fept *leur*
ou huit jours durant, & vos entrailles fe *d'en-*
 trail-
tempereront. *les.*

Les perfonnes phlegmatiques & pitui- *Pituite.*
teufe qui font fujetes aux pefenteurs de
tête, aux diftillations du nés, aux cra-
chemens frequents, aux rots, au groüille-
mens du ventre & aux vents, n'ont qu'à
prendre pendant huit jours à jeun, le
quart d'une cuillerée d'Azoth dans trois

ou quatre doigts de bon vin clairet , ou
dans trois cuillerées d'eau de pluye diftillée. L'hiver & dans le tems humide ils
en fairont un plus long usage.

Dans la distillation du nés aussi bien
que dans la pesenteur de tête, si vous
trempés vôtre mouchoir dans de l'Azoth
tout pur, & que vous en attiriés les es-
prits par la boûche & par les narrines, le
mal cessera presque aussi-tôt.

Maux de cœur & douleur d'estomach. Dans l'accident il n'y a qu'à en donner le quart d'une cuillerée dans trois
doits de vin ou dans deux cuillerées d'eau
de pluye distillée ou d'autre eau légere,
avec un peu de Confection d'Hyacinthe,
& en frotter l'orifice superieur du ventri-
cule, si le mal revient il en faut redon-
ner la même dose, & la continüer quelques matins.

Vomissement. Dans les envies de vomir, & vomisse-
mens frequents, il en faut prendre un
quart de cuillerée dans deux cuillerées de
bon vin , ou d'eau de pluye, le mal s'ar-
rête souvent à la premiere prise, & au
plus tard à la troisiéme.

Flux de ventre, dissenterie. On en prend soir & matin le quart
d'une cuillerée dans un petit verre d'eau
ferrée, & s'il y a fievre on attend que
l'accés où le redoublement soit passé.

On en donne une demie cuillerée dans trois cuillerées d'eau de pluie dif-tillée avec un peu d'eau de canelle, ou dans de l'eau commune fi l'on n'en a point d'autre. *Colique venteufe.*

Il la previent en empechant qu'il ne fe forme des fables & des phlegmes. La dofe eft d'un quart de cuillerée dans deux cuillerées d'eau de pluïe diftillée, dans de l'eau de vigne tirée par incifion, dans de l'eau de Bouleau, ou dans quelque autre eau appropriée. *Colique néphrétique.*

On en donne une demie cuillerée dans un démy verre de vin pour facili-ter l'accouchement & le rendre heureux. *Travail d'enfant.*

On en donne un quart de cuillerée dans deux cuillerées d'eau de bardane, ou de pluïe diftillée avec un peu de confection d'Hyacinthe fans odeur. *Tranchées des accouchées.*

Aprés la purgation la malade ufera de l'Azoth environ un mois, la prife eft d'un quart de cuillerée dans trois cuillerées d'eau de pluie, & la guerifon fera bien plus prompte fi l'on fait des injections foir & matin avec la même dofe & le même véhicule. *Fleurs blanches.*

Aprés un purgatif ou mieux aprés un vomitif la malade en ufera comme cy- *Pâles couleurs.*

deſſus, & ſi ſur la fin les regles ne viennent pas, ou ne viennent pas ſuffiſam-
ment il n'y a qu'à en jetter deux ou
trois cuillerées ſur un cailloux rougi au
feu & en faire aller la fumée dans le
conduit de la pudeur par le tuiau d'un
entonnoir de papier ou de bois.

Hydro- Dans l'hydropiſie recente & qui ne
piſie. vient pas d'un abcés on fomentera le
ventre & les autres parties affectées
avec de l'eau reſolutive & de deux jours
l'un on donnera une demie cuilleré d'A-
zoth dans trois cuillerées de bon vin
clairet & le jour d'intervalle on fera
prendre de deux à dix grains de poudre panergique, & c'eſt une poudre purga-
tive, ſimple, brune, ſans gout & ſans
odeur, où il n'entre point de mercure
alnſi que le connoîtront aiſément les cu-
rieux qui en feront l'analyſe.

Goutte Si avec une partie d'Azoth ſur trois
cuillerées d'eau de pluie diſtillée on fomente la partie affectée, il en attenuëra
doucement les humeurs, & les fera
tranſpirer.

Petite Dans la petite verole ſi l'on mêle une
verole. partie d'Azoth avec quatre parties d'eau
de pluie diſtillée, & qu'on en fomente
ſouvent le viſage il n'y reſtera nulle mar-
que.

que. On peut aussi en donner une fois
le jour à proportion de l'âge & du tem-
perament.

Il n'y a rien de meilleur que d'en pren- *Fievres malignes.*
dre une fois le jour dans le relache-
ment le quart d'une cuillerée dans trois
cuillerées d'eau de pluie distillée.

L'on n'a point encore vû de remede *Fievres intermittätes.*
plus seur & plus aisé pour toutes sortes
de fievres intermittantes, il n'y a qu'à
en prendre une demie cuillerée dans
deux cuillerées d'eau de pluie distillée
une heure avant le froid, si la premiere
fois il n'emporte pas l'accés, il l'emporte la seconde ou la troisiéme particulie-
rement lorsque le malade a été purgé.

Lorsque vous manquez de force & *Langueur, épuisement*
que vous vous trouvez dans l'abattement
prenez une demie cuillerée d'Azoth
dans trois cuillerées de bon vin & la
vigueur vous reviendra.

Il en faut mêler une partie avec six *Inflamation des yeux.*
parties d'eau de pluie distillée, ou de
fenouil, en bassiner souvent les yeux
& en faire entrer dedans avec une petite
plume.

On bassine le visage plusieurs fois *Couperose rougeurs, boutons du visage.*
le jour avec un mélange d'une partie
d'Azoth sur six d'eau de pluie distillée.

Inflamation des amygdales.
Il n'y a qu'à en prendre une partie sur six parties d'eau commune, & en gargariser souvent.

Mal de dents.
On en imbibe du cotton qu'on met dans le trou de la dent, & la douleur cesse incontinent, s'il n'y a point de trou & si la dent n'est pas gâtée apliquez dessus & aux environs un linge trempé dans une partie d'Azoth sur six d'eau.

Mal de gencives.
On gargarise souvent avec le mêlange cy-dessus.

Puanteur d'halaine.
On gargarise souvent avec une partie d'Azoth sur six d'eau de pluie distillée & on en prend par la bouche une dose proportionnée à l'âge.

Brulure.
Il en faut mêler une portion avec quatre d'eau de pluie distillée, & en bassiner souvent la partie, cela guerit si bien qu'il ne reste aucun vestige du feu.

Dertres.
Prenez une partie d'Azoth sur trois d'eau de pluie distillée & bassinés en le mal trois ou quatre fois le jour l'humeur irritante se subtilisera & se dissipera promptement & sans retour, il en faut prendre aussi par la bouche quand le mal vient du sang.

Contusion.
On n'a qu'à fomenter la contusion

avec une partie d'Azoth & trois d'eau,
& y apliquer une compresse qui en soit
imbibée, les humeurs croupissantes se
resoudront, & les fibres de la partie re-
prendront leurs ressorts.

Il faut tenir dessus des compresses
imbibées d'eau resolutive, prendre par
la bouche de l'Azoth une dose proportionnée dans de l'eau de pluie distillée
de deux jours l'un, & donner le jour d'intervalle de deux à dix grains de poudre
panergique. Ces remedes qui ne tracas-
sent en aucune maniere guérissent ra-
dicalement & dans assez peu de tems,
ce qu'on ne sçauroit assez admirer.

Une autre fois on parlera des effets
merveilleux de la poudre panergique
contre les maladies chroniques: On dira
aussi quelque chose de l'eau résolutive
de la tinture anodine &c.

On prend parties égales d'Azoth &
d'eau de pluie distillée, on en bassine la
partie, aprés l'avoir frottée avec un linge chaud, on y applique une compresse
imbibée de ce mêlange, & la douleur
s'appaise, soit qu'elle soit fixe ou errante.

Pour les hemorrhoïdes seches & dou-
loureuses, il n'y a qu'à prendre une partie d'Azoth sur six d'eau de pluie dis-

(en marge :) Ecrouelles.

(en marge :) Douleurs fixes ou errantes.

(en marge :) Hemorrhoïdes.

tillée & les en baſſiner quand elles ſont externes, & en faire des injections lors qu'elles ſont internes.

Preſer-
vatif.
L'Azoth prévient l'Hydropiſie, la Goutte, l'Apoplexie, la Phtiſie, & quantité d'autres maladies ſi on en prend le quart d'une cuillerée dans trois cuillerées de vin, ou dans deux d'eau de pluye diſtillée, de deux jours l'un ſur la fin de l'Automne, tout l'hiver & au commecement du Printems; le reſte de l'année il ſuffit d'en prendre une ou deux fois la ſemaine.

Objec-
tion.
Il y a pourtant de certaines gens qui préferant leur interêt au ſoulagement du Public, s'écrient par tout qu'il eſt dangereux d'uſer de l'Azoth, puiſqu'on ne ſçauroit le prendre ſeul & ſans véhicule:

Répon-
ſe.
Mais à ce compte, il s'enſuivroit que les Sels & les Eſprits Volatiles que la Medecine. met ordinairement en uſage devroient être rejettés, puiſqu'on ne peut les prendre ſans un véhicule avec lequel ils ne laiſſent pas d'être tres-deſagréables, au lieu que l'Azoth eſt preſque imperceptible dans ſon véhicule, & qu'on eſt même quelque-fois obligé de l'animer d'un peu d'eau de Vie, d'eau de Cette, ou d'eau de Canelle.

On seroit ennuïeux si l'on raportoit tout le bien que peut faire l'Azoth, il suffit d'asseurer que l'on en voit des effets surprenans dans les maladies desesperées, & que la matiére Médicale ne fournit point de remede plus souverain & plus universel.

Si ce que l'on en vient de dire ne se trouve pas vray, il tombera de lui-même, mais si c'est la vérité il se soûtiendra, malgré tous les efforts de l'ignorance & de la jalousie.

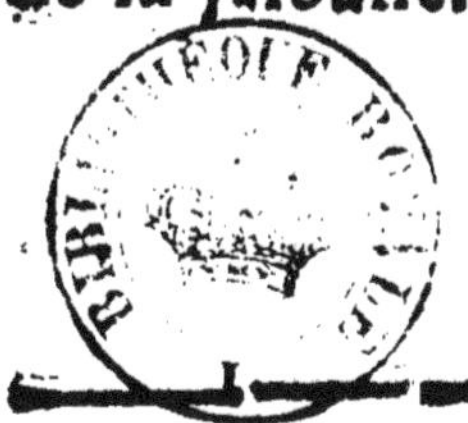

FIN.

———————————————

L'Azoth se trouve chés le Sieur Desforas, à la Place Saintes Carbes, à Toulouse.

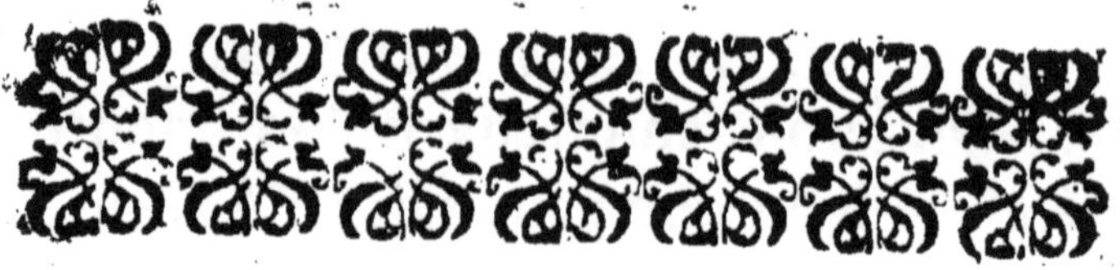

PERMISSION.

VEU l'Ordonnance de Soit-montré, je confens pour le Roy, que le Sieur Raphaël faffe imprimer les *Vertus & Ufage de l'Azoth*. A Touloufe ce fecond Septembre 1704.

DONADIEU, Avocat du Roy.

Permis d'imprimer. A Touloufe le fecond Septembre fufdit.

DE CARRIERE, Juge-Mage.